AF319381

LES PRINCIPES

DE

LA MÉTHODE NATURELLE

APPLIQUÉS

A LA CLASSIFICATION DES MALADIES DE LA PEAU;

Par Ch. MARTINS,

Aide d'histoire naturelle à la Faculté de Paris; ancien Interne des hôpitaux civils; Membre de l'École pratique, de la Société médicale d'observation, et de celle des sciences naturelles de Philadelphie.

> *Morbi sicut* plantæ omnes utrinque affinitatem monstrant uti territorium in mappâ geographicâ.
>
> Linnæus, Phil. bot. 31.

A PARIS,

DE L'IMPRIMERIE DE DIDOT LE JEUNE

IMPRIMEUR DE LA FACULTÉ DE MÉDECINE,

rue des Maçons-Sorbonne, n° 13.

1834.

VIRIS CLARISSIMIS

ACH. RICHARD

ET

A. L. BIETT.

NEC NON

AMICISSIMO

CAR. COINDET.

HOC OPUSCULUM DICAT.

AUCTOR.

LA MÉTHODE NATURELLE

A LA CLASSIFICATION DES MALADIES DE LA PEAU.

Introduction.

Nous n'exposerons point ici les principes de la méthode naturelle tels qu'ils ont été successivement développés par *Linnée*, *A.-L. de Jussieu*, *Cuvier*, *Geoffroy-Saint-Hilaire* et *de Candolle*; ils sont trop connus, et peuvent d'ailleurs se réduire à un seul, qui les renferme tous : la subordination des caractères suivant leur importance relative. Voulant appliquer ce principe à l'une des branches les plus curieuses de la pathologie, nous avons d'abord trois questions à examiner : 1° Est-il nécessaire de classer les maladies de la peau? Le besoin d'une clas-

(6)

sification se fait sentir dès que les objets qu'on veut étudier sont nombreux. On a classé les animaux, les minéraux, les plantes, les muscles,
les substances chimiques, etc. ; or, le nombre des maladies de la
peau est assez grand pour nécessiter un arrangement systématique.
Ce nombre est de cent-vingt, d'après *Willan* et *Bateman*, et de cent
quarante-une, d'après le dernier ouvrage de M. *Alibert*. Il est évident
que pour distinguer ces affections si variées, qui toutes ont pour
siége le même organe, il faut une classification, quand ce ne serait
que pour soulager la mémoire. — 2° Est-il utile, sous le point de vue
thérapeutique, de classer ces maladies? J'ai entendu dire à un des
professeurs les plus distingués de cette École qu'il aimerait mieux
qu'on s'occupât de les guérir. Selon moi, c'est tout un : la classifica-
ion des affections cutanées ne saurait faire des progrès que si l'on
s'occupe des altérations pathologiques qu'elles déterminent dans la
peau, de leur marche, de leurs complications, de leurs suites.
Chercher à perfectionner la classification, c'est donc, en pathologie
comme en botanique ou en zoologie, chercher à pénétrer la nature
intime des objets dont on s'occupe; et, tant qu'on reconnaîtra que
l'étude de l'anatomie pathologique a une influence heureuse sur la
thérapeutique des maladies internes, on ne pourra nier que le per-
fectionnement des classifications dans les maladies de la peau n'en
ait une réelle sur l'emploi des meilleures méthodes curatives. Il y a
plus, cette influence est directe, et celui qui connaît la place d'une
maladie dans l'ordre naturel sait aussi quel est le meilleur traitement
à suivre; car dans chaque classe de maladies le traitement est à peu
de chose près le même, mais d'une classe à l'autre il diffère souvent
du tout au tout. — 3° Les principes de la méthode naturelle adoptée
en zoologie et en botanique peuvent-ils s'appliquer aux maladies de
la peau? ou, en d'autres termes, peut-on classer des maladies comme
on classe des êtres? Examiner la question pour les maladies internes,
ce serait aborder un sujet étranger à cette thèse, et sur lequel d'ailleurs mes idées ne sont pas encore fixées; mais elles le sont sur la
possibilité de classer les altérations cutanées. Quelle est, en effet, la

grande difficulté que l'on rencontre lorsqu'on veut classer les maladies internes? C'est l'embarras de savoir quelle base de classification on doit préférer. Sera-ce l'organe ou le tissu malade? la nature des altérations pathologiques ou celle des symptômes? Dans les maladies de la peau, cet embarras n'existe plus; l'organe malade est le même dans toutes; c'est le derme externe; et, dans l'état actuel de la science, il est impossible de savoir quel est le tissu affecté, puisqu'on n'est pas même d'accord sur la structure de la peau à l'état normal. Les désordres fonctionnels se réduisent à peu de chose dans les maladies de la peau proprement dites, et dans un grand nombre même ils n'existent pas du tout. On est donc amené forcément à prendre pour base l'altération pathologique, qui est toujours visible.

Nous pouvons établir une classification à la fois anatomique et nosologique : anatomique, puisque c'est la lésion et non le symptôme fonctionnel que nous choisissons pour caractère fondamental; nosologique, en ce que nous ne nous attachons pas à tel ou tel tissu de la peau, mais aux symptômes pathologiques que dans d'autres maladies on ne trouve qu'après la mort. Il reste à prouver maintenant que les maladies de la peau réunissent toutes les autres conditions qui rendent une classification possible; elles offrent des différences assez grandes pour être appréciées par les yeux les moins exercés, et des analogies assez évidentes pour être saisies lorsque le coup d'œil s'est formé; elles présentent dans leur mode d'apparition, dans leur marche, dans leurs suites, assez de circonstances pour qu'on puisse en faire des espèces; l'espèce peut même se définir ici comme elle se définit en botanique : la collection de tous les individus qui se ressemblent plus entre eux qu'ils ne ressemblent à d'autres, et qui se reproduisent par la génération, de telle sorte que l'on peut les supposer tous sortis originairement d'un seul individu. Cette définition, sauf le mot individu, qu'il faut remplacer par celui d'altération, ne peut-elle pas s'appliquer rigoureusement à la vaccine, à la gale, au favus, etc.? Quant aux maladies de la peau non contagieuses, on les voit souvent se reproduire sur le même individu avec les mêmes caractères ; et il y a autant de raisons pour reconnaître leur identité que pour admettre celle de certaines plantes polymorphes , telles que les lichens , les érisiphe , qui varient suivant la localité où elles se trouvent , et présentent des modifications qui constituent des formes de transition d'une espèce à l'autre. D'ailleurs , nous allons voir dans le chapitre suivant que la comparaison des maladies de la peau avec les plantes n'est pas une supposition , mais une réalité.

Parallèle entre les maladies de la peau chez l'homme et les exanthèmes des plantes.

Dès la plus haute antiquité , on avait soupçonné qu'il existait une certaine analogie entre les maladies cutanées et ces végétaux du dernier ordre qui vivent en parasites sur les parties vivantes de végétaux plus parfaits. Le docteur *Unger* (1) vient de transformer ce soupçon en certitude : il a établi que beaucoup de parasites végétaux, tels que les *uredo*, les *puccinia*, les *œcidium*, ne sont que des exanthèmes; des maladies cutanées des plantes qu'ils habitent. D'abord, dit-il, nous devons distinguer avec soin les véritables *entophytes* (FRIES) des parasites, telles que les *cytinus*, les *orobanche*, les *lathræa*, les *viscum*, les *loranthus*, les *rafflesia ;* ceux-ci sont des végétaux assez parfaits, chez lesquels on ne peut nier une certaine organisation, et qui se nourrissent aux dépens de la plante sur laquelle ils vivent. Au contraire, les *lichens*, les *champignons* et les *hypoxylons*, qui croissent sur les arbres, ne sont pas des parasites, à pròprement parler; tantôt, en effet, ces arbres sont morts en totalité ; tantôt ces prétendus parasites croissent sur des parties qui sont réellement privées de vie, telles que l'écorce endurcie ; elles végètent sur elles comme elles végéteraient sur le sol : aussi voit-on plus de lichens sur le tronc d'un arbre que sur

______

(1) Die Exantheme der Pflanzen pathogenetisch und nosographisch dargestellt. Wien. , 1833.

ses branches , sur ses branches que sur ses rameaux. Quant aux véritables *entophytes,* on ne les rencontre que sur les parties où la vie
est énergique, où les fonctions d'évaporation et d'absorption s'opè-
rent avec le plus d'activité : sur les parties vertes, les jeunes pousses,
les feuilles ; il en est même qui ne se trouvent que sur les feuilles les
plus tendres : ainsi, l'*uredo salicis* (D C.) et l'*uredo acherois* (SPR.)
ne vivent que sur les plus jeunes pousses de saule et de peuplier.
L'apparition des entophytes est liée à l'existence de l'épiderme et des
stomates. Ainsi, ils affectent presque toujours la partie inférieure des
feuilles dans les dicotylédones , parce que cette face est seule munie
d'un grand nombre de pores; dans les monocotylédones, où les deux
faces ont la même structure , on les trouve répandues uniformément
des deux côtés du limbe. Les feuilles submergées, n'offrant ni épi-
dermes, ni stomates (1), ne sont jamais affectées d'exanthèmes. Il y
a plus, il résulte des nombreuses observations microscopiques faites
par M. *Unger,* sur des feuilles du *vicia faba* affectées d'*uredo legumi-
nosarum,* que les entophytes sortent par l'orifice même des pores
corticaux.

Dans l'espèce humaine, certaines classes d'individus, les scrophu-
leux, les lymphatiques, les sanguins, sont sujets aux maladies de la
peau; les bilieux et les nerveux ne le sont pas : dans les plantes, on
remarque quelque chose d'analogue. Quelquefois ces exanthèmes
existent dans toute une famille. Les *synantherées,* les *légumineuses,* les
rosacées, sont dans ce cas, ou bien, dans un genre seulement, les *saules,*
les *menthes,* les *campanules ;* quelquefois une espèce y est sujette,
tandis que l'espèce voisine en est toujours exempte : ainsi, l'*urtica
dioica* est souvent affectée d'æcidium; l'*urtica urens* ne l'est jamais.
On trouve des *puccinia* sur l'*impatiens noli me tangere;* on n'en rencontre pas sur l'*impatiens balsamina.* Suivant *Martius,* les euphorbia-
cées *cactiformes* des tropiques sont épargnées, tandis que les espèces

---

(1) *Ad. Brongniart ,* Recherches sur la structure et les fonctions des feuilles.

herbacées (*krautartig*) ne le sont nullement. Les feuilles des *laurinées,* des *myristicées,* des *sapotées,* des *solanées,* ne présentent jamais d'exan-thèmes Comme chez les hommes, la jeunesse est , dans les plantes , une des causes prédisposantes les plus incontestables. L'auteur a vu maintes fois dans une même localité les jeunes plantes malades, tandis que les vieilles restaient saines. Les causes occasionelles qui agissent sur l'homme agissent aussi sur les végétaux : ce sont les sai-sons, telles que le printemps, l'automne, les pluies continuelles, les inondations, l'habitation des lieux ombragés (nulle part les ento-phytes ne sont aussi communs qu'en Angleterre), les changemens rapides de température, le manque de lumière, la présence à la sur-face des feuilles de substances étrangères : ainsi , M. *Unger* a observé plusieurs pieds de tussilage (*tussilago farfara*) sur lesquels les feuilles salies par la terre étaient seules affectées d'uredo. Qui ne sait com-bien la malpropreté et le contact de substances irritantes a d'influence sur la production des maladies cutanées chez l'homme !

Voici la marche que suit un exanthème végétal lorsqu'il se déve-loppe. Sous l'influence d'un agent inconnu, les sucs affluent vers un point; les méats intercellulaires s'engorgent, puis se dilatent ; mais les sucs arrivant toujours en plus grande quantité , ils finissent par s'épancher dans la cavité des stomates. De là résulte nécessairement, comme *Guettard* l'avait déjà remarqué (1) , que l'évaporation et la décomposition de l'acide carbonique ne peuvent plus s'exécuter con-venablement; l'eau se mêle à ces sucs accumulés, il s'établit une espèce de fermentation. La cavité du stomate est dilatée dans tous les sens, et l'on voit paraître les rudimens de la *pustule exanthématique ,* qui se montre d'abord sous la forme d'une élévation ou d'une papule solide. Il peut alors arriver deux choses : ou bien la papule se déve-loppe encore quelque temps , parvient à l'état de pustule parfaite, crève l'épiderme et répand la poussière qu'elle contient ; ou bien cette

---

(1) **Mémoires de l'Académie des Sciences,** 1749.

matière se forme un *peridium,* une fausse membrane qui lui lui sert
d'enveloppe, et persiste lorsque l'épiderme s'est déjà détaché sous forme
d'écailles. Le péridium se fend ensuite d'une manière plus ou moins
régulière. L'accumulation des sucs altérés doit nécessairement exercer
une influence fâcheuse sur les cellules voisines, qui s'engorgent à leur
tour; la matière verte (*chlorophille*) ne se développe plus : de là l'étio-
lement qui s'observe dans le voisinage des exanthèmes commençans.
Quelquefois la cohérence des cellules s'affaiblit, souvent leurs parois
s'épaississent, ainsi que M. *Unger* l'a vu sur l'*asarum europæum.*

Les exanthèmes des plantes affectent souvent, en se propageant du
centre à la circonférence, la forme circulaire que l'on observe si souvent dans les maladies de la peau. Il n'est pas rare non plus de voir
sur une même plante plusieurs espèces, qui ne sont que les développemens l'une de l'autre. Ainsi, l'*uredo* devient un *puccinia,* puis un
phragmidium ; de même nous voyons l'*eczema* passer à l'état d'*impetigo,* la gale *vésiculeuse* à celui de gale *pustuleuse.* Il arrive aussi que
la maladie ne se développe pas. M. *Unger* a vu des individus de *sem-
pervivum montanum,* dont presque toutes les feuilles étaient couvertes
par l'*uredo sempervivi* : quelques-unes cependant n'en offraient pas la
moindre trace; mais elles étaient pâles, minces et allongées comme
les feuilles malades. Le microscope fit découvrir que leur tissu était
étiolé, rempli de sucs blancs, et par conséquent sous l'influence
d'un principe morbide, arrêté dans son développement. Si nous
posons en principe que les exanthèmes des plantes ne sont que des
essais avortés d'organisation, des êtres *pseudo-morphes* plus ou moins
parfaits, les idées de genre et d'espèce que l'on s'était faites lorsqu'on
les considérait comme des plantes devront être singulièrement mo-
difiées. On formera autant de groupes qu'on reconnaîtra de degrés de
développement bien marqués. Ainsi, la succession sera la suivante :
uredo Pers., *uromyces* Link., *puccinia* Pers., *phragmidium* Link., *peri-
dermium* Link., *roestellia* Link., *cronartium* Fr. Ces exanthèmes présentent, comme dans l'homme, de fréquentes anomalies; il devient
alors très-difficile de retrouver le type primitif. Ainsi, au lieu d'être

(12)

· isolées, les pustules se réunissent et deviennent confluentes; d'autres
fois l'exanthème s'arrête au milieu de son développement; souvent
même il n'y a qu'un commencement de formation avortée qui se manifeste par la décoloration partielle des feuilles. Dans l'espèce humaine,
nous avons les varioles cornées, la gale papuleuse (*scabies papulifor-
mis,* W.), qui ne sont que des arrêts de développement; et enfin,
les *variola sine variolis,* les angines sans éruption qu'on observe pendant les épidémies de scarlatine.

Si nous cherchons maintenant à établir un parallèle entre les exanthèmes des plantes et ceux des animaux, nous verrons que l'analogie
se soutient assez pour mériter un sérieux examen. Beaucoup de maladies de la peau sont le résultat de ce phénomène si complexe connu
sous le nom d'inflammation. Les recherches microscopiques du docteur *Baumgartner* de Goettingue viennent de jeter un jour tout nou-
veau sur ce sujet (1). L'irritation, dit-il, portée sur un point quel-
conque de l'économie, réagit par l'intermédiaire du système nerveux
sur les globules sanguins, qui se précipitent vers ce point; leur
nombre allant sans cesse en augmentant, le vaisseau finit par s'en-
gorger, et un changement chimique important s'opère dans la nature
du sang. Les globules se convertissent en une masse homogène, et les
parties voisines se colorent en rouge, quoiqu'elles ne contiennent pas
de globules. Cette circonstance ne peut s'expliquer qu'en supposant
une infiltration de la substance colorante du sang dans les tissus envi-
ronnans. Le point enflammé présente alors l'aspect d'une tache rouge,
au milieu de laquelle le vaisseau primitivement engorgé ne se distingue que par une teinte plus foncée. Si on compare ces phénomènes à
ceux qui se passent lors de la formation des exanthèmes végétaux,
telle que nous l'avons exposée précédemment, on verra que l'analogie
est incontestable : abord des sucs, changemens chimiques dans leur
nature, altération de couleur des parties voisines ; le parallèle se sou-

____

(1) Beobactungen über die Nerven und das Blut, 1830.

tient jusqu'au bout. Les seuls phénomènes qui manquent chez la plante sont dus à la présence du système nerveux, qui cependant ne détermine pas les premiers phénomènes de l'inflammation, et l'abord des sucs en particulier, puisqu'ils ont lieu chez les plantes qui n'ont point de nerfs. La sécrétion de la sérosité ou partie aqueuse du sang est un des premiers effets consécutifs de l'inflammation. La formation du pus annonce un degré de plus dans la force organisatrice, qui se manifeste ensuite d'une manière évidente par la formation d'une fausse membrane, laquelle se convertit en tissu cellulaire. Dans les plantes, il se forme aussi du pus : les *seminules reproducteurs* des uredo ne sont rien autre chose ; et remarquons que le pus de certaines affections de la peau propage la maladie. Exemple : la gale, la variole, la vaccine, le favus, les pustules vénériennes, et peut-être le sycosis.

Les analogues des sporidia sont les globules que le pus renferme, et que *Gruithuisen* appelait des infusoires. Les différences de forme et de structure qu'ils présentent peut-être dans les différentes maladies de la peau expliqueront un jour la contagion des unes et la non-contagion des autres. Dans les plantes comme dans l'homme, la maladie se termine de la même manière. Les sporules de l'uredo soulèvent l'épiderme de la feuille : le pus soulève celui de la peau ; dans l'un et dans l'autre cas, cet épiderme finit par crever pour donner issue à la matière contenue, qui se dessèche et se fige à sa surface.

Il est encore une science à créer, dont tout annonce la prochaine apparition sur l'horizon scientifique : c'est la *pathologie comparée ;* et l'on voit, d'après cet aperçu, que l'on trouvera des rapports, non seulement entre les maladies de l'homme et celles des animaux, rapports déjà indiqués par les médecins vétérinaires, mais encore entre les maladies de l'homme et celles des plantes, malgré la distance qui sépare le plus cérébral des animaux d'un végétal dénué de tout système nerveux.

Classification des maladies de la peau.

Un grand nombre de classifications variées ont été proposées pour ranger les maladies de la peau ; la plupart sont abandonnées avec juste raison. Cependant les médecins sont partagés maintenant entre celle du professeur *Schoenlein*, celle de *Willan* et celle de M. le baron *Alibert*.

Classification du professeur Schoenlein.

Le célèbre médecin de Wurtzbourg n'a pas publié lui-même ses ouvrages, mais un de ses élèves a recueilli ses leçons et les a fait paraître en trois volumes, sous le titre suivant : *Algemeine und specielle pathologie und Therapie nach, J.-L. Schoenlein's Vorlesungen*. Placé à la tête de l'hôpital de Wurzbourg, M. *Schoenlein* a eu de fréquentes occasions d'observer les maladies de la peau, et on aurait tort de considérer sa classification comme une simple vue de l'esprit. Il sépare d'abord les maladies de la peau proprement dites, qu'il désigne, avec *P. Frank*, sous le nom d'*impetigines*, des éruptions cutanées symptomatiques ou concomitantes aux inflammations des muqueuses, telles que la variole, la rougeole, la scarlatine. Il exclut aussi avec grande raison les nævus, les verrues, les cancers, etc. ; puis il expose ses idées de la manière suivante : Les sécrétions morbides de la peau ont une tendance à s'organiser comme les fausses membranes sécrétées par la plèvre ; mais pour arriver à former un produit organique, elles parcourent plusieurs périodes analogues à celles d'une plante cryptogame. La première période consiste dans une altération de l'épiderme, qui se ramollit, s'amincit comme dans l'*intertrigo*, ou bien se détache sous forme de squames légères, comme dans le *pityriasis,* les *ephelides* et l'*icthyose*. Ces quatre genres constituent un premier groupe, que l'auteur désigne sous le nom de *crypto-impetigines,* parce que ce sont des maladies avortées qui s'arrêtent au premier degré de leur développement. Dans les autres groupes, au contraire, qui constituent les véritables maladies de la peau (*impetigines veræ*), le développement est complet. Sur une étendue plus ou moins grande, la peau est soulevée, change de couleur ou de consistance : c'est ce que M. *Schoenlein* appelle le péricarpe commun, ou le carpophore qui portera plus tard, comme l'indique son nom, les fruits qui vont se développer. La peau rouge et soulevée sur laquelle se forment les pustules du sycosis donne l'idée la plus exacte de cet organe. Les fruits proprement dits se composent de deux parties : l'épiderme, qui leur sert d'enveloppe; et le contenu, qui est une sécrétion de nature variée. Si ce fruit arrive à sa maturité, il peut reproduire le mal, qui alors est contagieux. On conçoit dès ce moment que le groupe de *crypto-impetigines* ne doit renfermer aucune espèce qui se propage de cette manière. Dans les véritables *impetigines*, il est certains genres où les fruits n'arrivent jamais à un développement assez parfait pour pouvoir disséminer la maladie, tels sont les *lichens*, les *herpes*, l'*ecthyma*, etc. Dans d'autres, le fruit mûrit quelquefois, et alors la maladie est contagieuse, ex. : *sycosis*. Enfin il est des genres où le fruit arrive toujours à son parfait développement, et alors la maladie est toujours transmissible, ex. : le *porrigo* et la *gale*.

Les *impetigines veræ* se partagent en quatre groupes distingués suivant le développement des fruits, comme nous venons de l'indiquer.

Premier groupe. Acne. Carpophore évident, supportant des fruits imparfaits soit papuleux, soit vésiculeux, soit tuberculeux. — Genres : *strophulus, eczema, acne.*

Deuxième groupe. Herpes. Péricarpe commun, fruits agrégés, vésiculeux ou pustuleux. — Genres : *lichen, psoriasis, herpes, ecthyma, impetigo.*

Troisième groupe. Porrigines. Fruits rapprochés, disposés sur un carpophore commun et formant des croûtes d'un aspect variable ; souvent contagieux. — Genres : *porrigo, sycosis, tinea, achor.*

Quatrième groupe. Psoride. Fruits isolés arrivant toujours à leur parfait développement, ce qui les rend contagieux tous sans exception. — Genres : *scabies, prurigo.*

Je ne sais si *Schœnlein* connaissait les beaux travaux de M. *Unger*, mais ce qu'il y a de certain, c'est qu'il partage ses idés sur les maladies de la peau, et qu'il a deviné leur analogie avec des cryptogames. Dans l'état actuel de la science, cette classification ne saurait être adoptée ; sa base n'est pas solide ; c'est une de ces tentatives ingénieuses où l'auteur devance son siècle, et que l'avenir confirme ou anéantit. En outre, je pense que *Schœnlein* avait plutôt en vue les *lichens* et les *hypoxylons* que les véritables *entophytes ;* et M. *Unger* prouve que c'est à ceux-ci qu'on doit assimiler les maladies de la peau. Quoi qu'il en soit, cette classification restera comme un monument du génie de l'auteur, dont tous les ouvrages portent l'empreinte d'une originalité et d'une étendue de vues qui seules peuvent fertiliser le terrain laborieusement préparé par l'observation consciencieuse des faits.

Classification de M. le professeur Alibert.

Nous devons examiner avec d'autant plus de soin la classification que M. *Alibert* a proposée dans ces derniers temps, que ses élèves ont proclamé sa méthode comme la seule qui puisse aspirer au titre de naturelle. Nous ne discuterons point ici le mérite de cette classification comme système nosologique, nous nous attacherons seulement à faire voir qu'elle ne ressemble que pour la forme aux classifications des naturalistes, et qu'elle ne mérite pas en particulier le nom de méthode naturelle que son auteur lui a imposé.

Je ne puis m'empêcher de regretter, en commençant, que M. *Alibert* n'ait pas fait précéder son ouvrage de la discussion approfondie des principes de la méthode naturelle appliqués aux maladies de la peau, qu'il ne nous ait pas fait connaître lui-même ses idées sur la subordination des caractères ; regrettons aussi qu'au lieu d'imiter le langage précis et les phrases courtes des naturalistes, il ait employé un style plein d'images et de comparaisons, brillant et métaphorique, il est vrai, mais qui permet difficilement de saisir la pensée de l'auteur au milieu des ornemens dont elle est surchargée. N'ayant pas subordonné ses caractères, M. *Alibert* choisit tantôt l'un, tantôt l'autre pour caractériser ses ordres de dermatoses : tantôt c'est la cause, tantôt la couleur, puis le mode de propagation, enfin le genre de sensation éprouvée par le malade. Pour expliquer cette incohérence, M. *Pagett* (1) fait observer que les caractères n'ont pas la même valeur dans toutes les familles naturelles. Il est bien vrai, en effet, que les stipules, qui sont constantes dans les Rubiacées, ont plus d'importance dans cette famille que dans d'autres où elles ne se présentent qu'accidentellement, mais cela ne veut pas dire que tous les autres caractères viennent se subordonner à celui-là ; cela veut dire seulement que la présence de deux stipules entre deux feuilles opposées sera un moyen facile de reconnaître une rubiacée ; mais le fruit, mais la graine, mais la fleur, dominent toujours ce caractère accidentel. De ce que l'on reconnaît une rose à sa couleur, cela ne veut pas dire que cette couleur la caractérise.

Le groupe des *dermatoses exanthémateuses* est considéré par l'auteur comme un des plus naturels de sa classification. Les caractères de cet ordre, qui occupent huit pages dans l'ouvrage original, se réduisent aux suivans : Maladies qui semblent le produit d'une fermentation interne ; apparaissent une fois dans la vie pour chasser une matière ennemie ou superflue ; sont précédées de mouvemens fébriles et ac-

---

(1) Essai sur les avantages de la méthode naturelle comparée avec la classification artificielle dans l'étude des maladies de la peau, par M. le docteur *John Pagett.* (Revue médicale, mai 1833.)

compagnées de symptômes internes. Il est évident que la cause présumée de la maladie et la perturbation des fonctions générales sont
les élémens dont on a fait usage à l'exclusion de l'élément anatomique
Tous les caractères sont donc choisis en dehors de l'objet à classer ;
aucun n'est pris dans l'affection elle-même : or, c'est là le propre
d'une classification empirique, non d'une classification naturelle. Que
l'on me permette une comparaison avec les familles des plantes : depuis les recherches de M. *Unger,* on ne saurait nier leur analogie avec
les ordres de maladies cutanées. Un botaniste pourrait-il considérer
comme naturel un groupe de plantes caractérisé de la manière suivante : végétaux qui sont le produit de l'humidité du sol, ne fleurissent qu'une fois pour assurer la propagation de l'espèce, et dont la
floraison est accompagnée ou précédée d'élévation de la température?
Ces caractères sont calqués sur ceux des dermatoses exanthémateuses ;
et cependant nous voyons qu'ils n'ont pas le plus petit rapport avec
ceux que les naturalistes emploient. M. *Girou* de Busareingues, dans
un mémoire inséré dans le Journal complémentaire, t. XLIV, p. 191,
semble avoir prévu cette objection ; et pour la réfuter il s'appuie d'un
passage de *Cuvier,* Anatomie comparée, t. I, p. 64 ; il est question des
anatomistes qui ont établi des organes de premier rang et de second
rang : « Ils auraient dû porter leur attention , dit *Cuvier,* plutôt sur
les fonctions elles-mêmes que sur les organes, car toutes les parties,
toutes les formes, toutes les qualités d'un organe de premier rang ne
sont pas également propres à former des caractères pour les classes
supérieures ; ce sont seulement celles de ces formes, de ces qualités
qui modifient d'une manière importante la fonction à laquelle cet organe est affecté, celles qui lui donnent pour ainsi dire une autre direction et d'autres résultats. Toutes les autres considérations auxquelles un organe, de quelque rang qu'il soit, peut donner lieu ne sont
d'aucune importance tant qu'elles n'influent pas directement sur les
fonctions qu'il exerce. C'est ce qui a égaré quelques anatomistes, qui
ont cru que tout était important dans un organe important. »

Admettons pour un instant que *Cuvier* ait réellement voulu relever la fonction aux dépens de l'organe, toujours est-il qu'il parle des fonctions propres à l'animal qu'on veut classer ; par conséquent, en pathologie cutanée, cette phrase s'appliquerait aux fonctions morbides propres aux maladies de la peau, telles que la chaleur, la démangeaison, etc. Mais les dermatoses exanthémateuses sont réunies, non parce que leurs fonctions propres sont analogues, mais parce que les fonctions générales qui accompagnent leur apparition paraissent l'être, et que la cause inconnue qui les produit est, dit-on, la même : Ces caractères sont donc empruntés à des phénomènes frappans, il est vrai, mais concomitans, mais accessoires, et qui ne constituent pas la maladie elle-même. La phrase de *Cuvier* était un avis à ceux qui exagèrent l'importance de tous les caractères anatomiques; lui-même cependant les a constamment employés. Les classes des vertébrés, des mollusques et des articulés sont fondées sur des organes ; la fonction est un résultat subordonné à l'organe qui la produit; si on la prenait pour point de départ, on arriverait à conclure que la queue du kangourou est une patte, parce qu'elle lui sert à sauter, et le nez de l'éléphant une main, parce qu'il s'en sert pour prendre ; les crampons du lierre seraient des racines, une rose double un amas de pétales, etc. D'après toutes ces considérations, je ne dirai pas que l'ordre des dermatoses exanthémateuses est mal caractérisé; mais je dirai qu'il ne l'est pas du tout. Il me semble que, puisque M. *Alibert* accorde une si grande importance à la cause, il eût été bien naturel d'établir une classe des maladies contagieuses ; elles ont certainement entre elles un trait de ressemblance bien frappant et bien caractéristique.

Ce qui, suivant les élèves du célèbre médecin de Saint-Louis, distingue la classification de leur maître de celle de *Willan* et *Bateman,* c'est que les ordres sont toujours reconnaissables par un grand nombre de caractères. Voici ceux des dermatoses *dartreuses* : maladies, suites d'écarts de régime, qui se propagent en rampant, et produisent des sensations variables. Au premier abord, on trouve ici plusieurs caractères, mais je demande s'ils ne peuvent pas s'appliquer également à toutes les maladies de la peau. Je laisse de côté la cause, cha-

cun sait que le plus souvent elle est inconnue. Le mode de propagation qui assimile ces maladies à un animal qui rampe est une méta-
phore, non un caractère. Restent donc, pour distinguer les maladies
de ce groupe de toutes les autres, les sensations variables qu'elles produisent. Mieux vaut un seul signe pathognomique que des définitions
aussi vagues. Les dermatoses *teigneuses* renferment toutes les affections propres au premier âge, et qui occupent le cuir chevelu : elles
sont, dit l'auteur, produites par la même cause, accompagnées d'un
état hypérémique, de prurit et d'une douleur tensive. Ranger les
maladies de la peau d'après leur siége, ce serait classer les plantes
suivant les localités qu'elles habitent. Toutes les maladies du corps
peuvent se trouver sur la tête, et réciproquement. Les teignes sont
plus fréquentes dans l'enfance; mais souvent aussi on les trouve chez
des individus avancés en âge : l'état hypérémique, le prurit, la douleur tensive sont communs à une foule de maladies de la peau, et non
particuliers aux teignes ; leur cause étant inconnue n'est pas un caractère. Je disais que chaque ordre n'avait souvent qu'un seul caractère, et, en effet, celui de se trouver plus spécialement sur le cuir
chevelu est ici seul pathognomique pour reconnaître une teigne; or,
nous avons vu quelle était sa valeur.

Les dermatoses *scabieuses* et *hémateuses* expriment des affinités réelles,
et cette dernière classe est certainement préférable à la classe des taches de *Willan;* seulement je ne sais pas si, dans une classification
nosologique générale, le *purpura* ne trouverait pas sa place dans les
maladies du système sanguin plutôt que dans celles de la peau.

Les dermatoses *eczémateuses* offrent les symptômes suivans : chaleur, rougeur, tuméfaction, état hypémérique de la peau, formation
de vésicules et de pustules; mais tous ces caractères peuvent s'appliquer à toute maladie de la peau, de quelque ordre qu'elle soit, lorsqu'elle est le résultat d'une vive inflammation; au varus, à la méli-
tagre, qui sont des dartres; à la rougeole, à la scarlatine, à la variole,
qui sont des exanthèmes; aux achores, qui sont des teignes; aux
syphilides, à la gale, etc. Il me semble encore ici que l'ordre est si

vaguement circonscrit, que l'on pourrait y placer et en retrancher presque toutes les maladies du derme.

La classe des dermatoses *hétéromorphes* est une copie des *anomales de Tournefort,* qui avait réuni sous ce nom tous les genres dont il ne savait que faire; ce n'est donc pas une classe, ce sont les genres de rebut de toutes les classes, réunies en un seul groupe, qui se trouve composé des maladies les plus disparates. Les botanistes et les zoologistes qui suivent la méthode naturelle procèdent d'une manière différente; ils indiquent autant que possible les affinités : ainsi le genre *coriaria,* dont la place n'est pas fixée dans l'ordre naturel, sera placé sous le titre de *genus rutaceis affinis* à la suite de cette famille.

Classification de WILLAN.

Connue de tous ceux qui s'occupent des maladies cutanées, cette classification offre, comme toutes les autres, des défauts, qui tiennent en partie à l'état peu avancé de la science, et en partie à l'imperfection inévitable de tout arrangement; les objets naturels se dérobent toujours plus ou moins à nos divisions systématiques; cependant, après les heureuses modifications que M. *Biett* lui a fait subir, je suis convaincu qu'elle a non seulement le mérite de la simplicité, que peu de gens lui contestent, mais qu'elle est la plus naturelle des classifications existantes, celle de toutes qui se rapproche le plus des méthodes adoptées par les naturalistes.

Willan prend pour base de ses divisions l'altération anatomique ; j'espère avoir prouvé dans la première partie que c'était la seule base qu'il pût adopter ; mais il a fait mieux , il a choisi la lésion élémentaire : ceci demande quelques développemens. Tout le monde convient que si l'on savait quel est le tissu de la peau qui est altéré dans chaque maladie de cet organe, il résulterait d'une connaissance aussi intime la possibilité d'une classification la plus parfaite de toutes. Cela n'étant pas, et ne devant pas arriver de long-temps , *Plenck,* et

Willan après lui, ont dû nécessairement chercher à se rapprocher autant que possible de cette lésion élémentaire inconnue, et obtenir une approximation exprimée par une fraction dont le numérateur serait l'unité, et le dénominateur formé d'un grand nombre de chiffres. Cette comparaison, empruntée aux mathématiques, exprime mon idée. Pour y arriver les savans dont il est question ont étudié les maladies de la peau au moment où elles se développent. En botanique, *A.-L. de Jussieu* a procédé d'une manière analogue. Quel a été son point de départ? la présence ou l'absence des cotylédons, leur nombre, etc., et cela à une époque où l'on ne savait pas encore que de grandes différences de structure se trouvaient liées à l'absence, à la présence ou au nombre des feuilles primordiales. Il est encore un autre principe qui justifie complètement le choix de *Willan ;* c'est celui qui est devenu si fécond entre les mains de *Claude Richard* et de M. *Mirbel.* L'un, par ses travaux sur l'ovule et la génération du tissu utriculaire, l'autre par son analyse du fruit, ont fait voir que pour reconnaître la véritable nature d'un organe il fallait le prendre au moment de son apparition, et le suivre dans tout son développement. *Willan* fait-il autre chose? Il suit la maladie depuis le moment où elle paraît, à travers toutes ses pha es; mais il attribue avec raison une grande importance aux caractères qu'elle offre à son origine. Un exemple éclaircira ce point. L'*impetigo* à son début présente des pustules petites, rapprochées, et remplies d'un pus jaunâtre; la rupture de ces pustules donnera lieu nécessairement à une croûte jaune, solide, épaisse, et couvrant une large surface. Est-il logique de prendre pour caractère la croûte, qui n'est qu'un résultat? Non, c'est évidemment la pustule qu'il faut choisir pour point de départ. Mais, a-t-on dit, les lésions élémentaires passent très-vite, et le plus souvent elles n'existent déjà plus lorsqu'on est appelé à voir le malade. Cela est vrai dans un grand nombre de cas. Mais les cotylédons des plantes durent-ils plus long-temps que les lésions élémentaires des maladies cutanées? Le peu de durée d'un organe ne diminue pas son importance; les fleurs passent vite, et la valeur des

caractères qu'elles fournissent est plus grande que celle des feuilles
de la tige et des racines, qui persistent toujours. Comment alors reconnaître une maladie de la peau , lorsque la lésion élémentaire
n'existe plus? c'est en ayant recours à l'une des notions les plus sim-
ples de l'esprit humain ; la notion de cause à effet. Je vois sur un
membre des squames larges , humides à leur face interne, reposant
sur une peau rouge à épiderme très-fin, recouvert d'un suintement
roriforme, j'affirme que la maladie est un eczéma; car constamment ,
lorsque la maladie dure plus d'un ou deux jours, on voit de sem-
blables squames succéder aux vésicules qui existaient d'abord. Mais on
insiste , et l'on dit : pourquoi ne pas chercher des caractères dans la
forme, la couleur, l'étendue de ces squames? Le voici : c'est que
ces produits secondaires ne nous donneraient que de mauvais caractères; car des circonstances tout à fait accidentelles peuvent les modi-
fier : le prurit violent force le malade à se gratter; il enlève les squames,
ou bien le sang qui suinte des égratignures se mêle aux croûtes , et
altère leur couleur et leur forme. D'ailleurs, quels caractères peut-
on tirer de ce pus, de ce sang, de cette sérosité desséchés? autant
vaudrait classer les végétaux d'après les résines et les gommes qui
coulent de leur surface. Je conclus que sans se priver entièrement
des caractères tirés des lésions secondaires, telles que les croûtes , les
squames , les cicatrices surtout, ces caractères doivent toujours être
subordonnés à ceux que fournissent les lésions primitives. Ces lésions
ont en outre l'avantage de nous offrir un moyen de contrôle des plus
précieux , dans le cas où le diagnostic est douteux. Les maladies de la
peau ne sont malheureusement que trop sujettes à se reproduire, et
si l'on s'est trompé une première fois, la réapparition de la lésion
élémentaire , véritable autopsie, lève à l'instant tous les doutes. Quel
moyen de vérification avons-nous au contraire dans d'autres classifications, si ce n'est la parole du maître?

L'appréciation de la nature des lésions élémentaires présente une
difficulté que nous ne pouvons ni ne voulons dissimuler : c'est de
savoir à quelle époque de son développement cette lésion doit être

prise pour classer une maladie dans telle ou telle catégorie. La *variole*, par exemple, offre au début une petite papule qui, bientôt, se remplit de sérosité citrine, et enfin de pus. D'après cela, dans quelle section ranger la variole? dans les papules, les vésicules ou les pustules? La réponse est facile : il faut laisser à la lésion élémentaire le temps d'arriver à son plus haut degré de perfection, et c'est alors qu'elle peut servir de base de classification. Ce moment est facile à saisir : c'est celui qui, dans les lésions primitives éphémères, précède leur disparition, ou leur conversion en produits secondaires, tels que des squames, des croûtes, etc. Cette difficulté n'existe, du reste, que dans certaines affections, telles que l'*eczéma*, le *lupus*, la *variole*, dans une foule d'autres (*lichen*, *prurigo*, *psoriasis*, *éléphantiasis*), la lésion persiste toujours; et dans d'autres, telles que le *prurigo* et les *exanthèmes*, elle se présente de prime-abord avec les caractères qu'elle conservera pendant toute sa durée. Quelques critiques de bonne foi ont fait observer que la sérosité, le pus, n'étaient eux-mêmes que des produits; nous répondrons que ce sont les produits les plus immédiats d'un travail morbide inconnu, et qu'on se sert de ces sécrétions non-seulement pour caractériser une foule d'états morbides, mais encore des tissus anatomiques importans, tels que les membranes dites séreuses, muqueuses, etc. On a dit aussi que les vésicules et les pustules ne pouvaient caractériser des ordres séparés, parce qu'il y avait entre la sérosité la plus limpide et le pus le plus épais tous les degrés intermédiaires. Si ceux qui ont présenté cette objection avaient réfléchi qu'il n'y a dans la nature rien d'absolu, qu'il existe des transitions insensibles entre tous les êtres, entre toutes les maladies, ils en auraient senti eux-mêmes tout le vide. Du reste, c'est un point que nous tâcherons d'éclaircir dans la dernière partie de ce travail, qui traite des affinités des maladies de la peau entre elles. Au premier abord, *Willan* paraît avoir été infidèle à ses propres lois, en créant la classe des *squames*, qui sont généralement considérées comme un produit secondaire. Je ne saurais, pour ma part, partager cette opinion : les squames du psoriasis, du pityriasis, sont de l'épiderme sécrété, comme les vésicules sont de la sérosité, les pustules de la matière purulente; et l'analogie est si réelle, que dans l'eczéma chronique il y a à la fois sécrétion d'épiderme et sécrétion de sérosité : d'où le nom d'*herpes squamosus madidans* donné par M. *Alibert* à cette maladie.

Nous avons cherché à établir, dans ce qui précède, que la base de la classification anglaise était bonne, parce qu'elle repose sur la subordination des caractères dont l'auteur s'était rendu compte instinctivement. S'il nous est permis de donner nos propres idées dans une question aussi grave, nous croyons que les caractères que présentent les maladies de la peau doivent être rangées dans l'ordre suivant, qui exprime celui de leur importance relative : 1° la *lésion élémentaire ; 2° les cicatrices ; 3° les produits de la lésion élémentaire :* squames, croûtes, ulcérations, etc. ; 4° *le degré d'inflammation* qui accompagne l'affection ; 5° *les sensations* éprouvées par le malade : prurit, chaleur, etc. On voit que tous ces caractères sont pris dans l'affection elle-même, et non dans les circonstances accessoires qui accompagnent son apparition : peut-être s'étonnera-t-on de l'importance accordée aux cicatrices; mais tous ceux qui ont observé les maladies de la peau ont été frappés, avec M. *Biett,* de la constance qu'elles présentent dans leurs formes et leurs apparences. Je citerai celles des syphilides, de la variole, de l'acne; la peau lisse, rouge, à épiderme fin, qui succède à l'eczéma chronique ; les taches brunes qui persistent après le psoriasis, etc., comme les exemples les plus saillans.

L'examen des genres de *Willan* nous occupera peu; nous ne chercherons point à les justifier l'un après l'autre, et, à plus forte raison, n'entrerons-nous dans aucune discussion d'espèce. Tous les jours les genres créés par *Linnée,* par *de Jussieu,* sont démembrés ou réunis : cela n'infirme en rien l'excellence d'une classification. Qu'il nous suffise de faire voir que l'illustre auteur anglais a toujours été fidèle au principe fécond qu'il avait établi. Le genre se compose d'un certain nombre d'espèces qui se rapprochent par des caractères plus importans que ceux qui les distinguent entre elles; par conséquent, dans

les idées de *Willan* les grandes modifications de la lésion élémentaire
serviront à caractériser les genres. Ainsi, dans les pustules nous avons
d'un côté les grosses pustules à base rouge, dure et soulevée (*ecthyma*); de l'autre, des pustules petites, nombreuses, serrées, formées
uniquement par l'épiderme soulevé, et accompagnées d'une injection
rosée de la peau sur laquelle elles siégent (*impetigo*). Les inflammations purulentes des follicules constituent les deux genres *acne* et
sycosis. Enfin, la maladie particulière de ces organes pendant laquelle
ils se changent en une ulcération circulaire et sécrètent, outre le pus,
une matière jaune et d'une consistance caséeuse, qui propage la maladie, a pris le nom de *favus*. Ces exemples doivent suffire. Plusieurs
genres étaient mal placés : la gale dans les pustules, l'érysipèle dans
les bulles, le sycosis dans les tubercules. M. *Biett* a fait disparaître
ces imperfections, et bientôt nous verrons que les erreurs mêmes de
Willan prouvent en faveur de la sagacité comparative dont il était
doué.

Cherchons maintenant à préciser les critiques dont la classification
de *Willan* a été l'objet; elles se trouvent principalement dans les mémoires de MM. *Pagett* et *Girou* de Busareingues, déjà cités, dans la
Monographie de Dermatoses de M. le baron *Alibert* et la préface de
l'ouvrage du docteur *Samuel Plumbe* (1). *Willan* et *Bateman*, a-t-on
dit d'abord, n'ont pas eu la prétention de faire une classification naturelle; car, dans la préface de l'ouvrage, celui-ci s'exprime de la manière suivante : *I am far from maintaining that this arrangement of cutaneous diseases is altogether free from material imperfections (for what
artificial arrangement of natural objects has yet been divised, to which
imperfections may not by imputed?*) Cette phrase prouve un excellent
jugement et une admirable modestie. *L. de Jussieu* avouait aussi que
les divisions tirées de l'insertion des étamines étaient aussi artificielles.
M. *de Candolle* n'attache aucune importance à sa division en thalami-

---

(1) *Plumbe,* on the diseases of the skin; third édit., 1833.

flores, caliciflores et corolliflores ; et *Linnée* a dit : *Methodus naturalis botanices ultimus finis est et erit :* on s'approchera du but sans pouvoir l'atteindre jamais.

Willan, suivant M. *Pagett,* a pris les lésions élémentaires pour base de sa classification, comme *Linnée* avait adopté les organes générateurs ; et, en ne s'attachant qu'à un seul caractère, il a, dit-il, enfreint une des lois les plus importantes des méthodes naturelles : mais le nombre des étamines et des pistils est variable et de peu d'importance ; nous avons prouvé, au contraire, que la lésion élémentaire dominait toutes les autres. M. *Pagett* attache une grande valeur à l'objection suivante : « L'éruption, dit-il, peut changer de nature et de caractère dans le cours de son développement. Le cas le plus ordinaire est celui où une vésicule, par l'augmentation qui rend sa base dure et *tachee,* renferme un fluide blanc et opaque, au lieu d'un liquide transparent et incolore, et devient une pustule. » Cette objection prouve que M. *Pagett* n'a aucune idée des genres ni des espèces de transition qui existent en botanique comme en zoologie ; il oublie que deux genres peuvent être places dans deux ordres différens et avoir entre eux les plus grands rapports. Son savant compatriote, M. *Lindley* (1), a fait voir que le genre *thalictrum,* quoique placé avec raison dans les *renonculacées,* se rapproche des *ombellifères.* Le genre *corydalis* appartient aux *crucifères* par son fruit et ses étamines ; aux *papaveracées,* par son calice, sa corolle et sa graine. Le genre *detarium* est intermédiaire entre les *légumineuses* et les *rosacées.* Les *calycérées* (Rich.) établissent un lien entre les *dipsacées* et les *composées.* S'il existe des transitions entre les familles, il en existe aussi entre les genres. M. *Monnier* (2) a fait voir que le genre *hieracium* touche au genre *andryala* par *l'H. linearifolium,* et au genre *drepania* par *l'H. staticifolium.* Ces passages existent même pour les divisions les

---

(1) Nixus plantarum, auctore *Johanni Lindley.* Londini, 1833.
(2) Essai monographique sur les hiéracium.

(28)

plus naturelles du règne végétal. Les *exogènes* passent aux *endogènes* par les *smilacinées ;* les *dicotylédones,* aux *acotylédones* par les *rhizanthées.* Tous les jours, l'axiome de *Linnée, natura non facit saltus,* se trouve justifié; quelquefois même les affinités des familles ou des espèces l'emportent sur les circonscriptions des ordres. Les *mimosées* n'ont point été séparées des *légumineuses,* quoi qu'elles aient des étamines *hypogynes.* Dans le genre *saxifraga,* et dans les *melastomes,* on trouve des étamines hypogynes, epigynes et périgynes; de même la *variole* et la *gale,* quoique présentant des *papules,* des *vésicules* et des *pustules,* n'en forment pas moins des genres naturels. *Samuel Plumbe* reproche à *Willan* d'avoir trop multiplié les divisions et les espèces, d'avoir rendu l'étude des maladies de la peau difficile et peu susceptible d'une application pratique. Au lieu d'énoncer ce fait, il fallait le prouver, c'est ce que M. *Plumbe* n'a pas fait. Sa classification, qui se rapproche de celle de *Lorry,* ne se rattache à aucun principe fixe et n'a point été adoptée.

Les dénominations employées par *Willan* et *Bateman* ont été l'objet de sévères critiques. Les auteurs, a-t-on dit, auraient dû mettre leur nomenclature en rapport avec celle des anciens qui ont écrit sur les maladies de la peau. Ce reproche serait fondé si la chose était possible : mais comment reconnaître les maladies cutanées d'après des descriptions abrégées, tronquées, altérées, traduites du grec en arabe, puis de l'arabe en latin? Il arrive ce qui est arrivé en botanique : c'est que l'on applique à faux les noms des anciens. Pour éviter cette confusion, je crois qu'il vaut mieux ne pas les employer du tout : aussi M. *de Candolle* conseille-t-il de choisir pour noms de genre des mots insignifians, tels que des noms propres. Quelques exemples éclairciront ce qui précède. On croit retrouver dans la rose de Noël l'hellébore des anciens, et on la nomme *helleborus niger. Tournefort* prouve que c'est l'*helleborus orientalis* que les anciens employaient contre la folie. Dans la *jacinthe,* on a vu, jusqu'à ces derniers temps, la fleur d'*Hyacinthe* métamorphosé par Apollon. M. *Tenore* a fait voir depuis que c'était le *gladiolus byzantinus* (GAWL) que les anciens nommaient *hyacin-*

thus (1). *Willan,* entrant dans une carrière où nul n'avait appliqué les divisions de genre et d'espèce dénommés par un substantif et un adjectif, aurait eu le droit de créer des noms nouveaux ; cependant il a, suivant l'esprit de son siècle, cherché à conserver ceux des anciens ; et en général ses choix ont été heureux, ainsi que M. *Gibert* le prouve dans son Manuel des maladies spéciales de la peau. Vouloir débrouiller en entier la synonymie des anciens est une entreprise impossible ; tout serait à changer, et les mots les plus usités de la langue médicale devraient être réformés. Le professeur *Kurt Sprengel* (2) fait voir que, sous le nom de *pustule,* *Celse* (liv. V, chap. xxviii, § 15) confondait toutes les élévations de la peau ; que ce mot était synonyme d'εξανθημα, et que les médecins grecs comprenaient sous le nom φλυαταινα les *vésicules* et les *pustules.*

Affinités mutuelles des maladies de la peau.

Les rapports des êtres entre eux sont tellement complexes, leurs points de contact sont si nombreux, qu'il est impossible de les exprimer au moyen des listes ou séries linéaires usitées dans les livres : les tableaux synoptiques et les arbres sont propres à mieux faire voir comment les divisions et les subdivisions naissent d'un tronc commun ; mais ils ne présentent pas plus d'avantage que les séries linéaires pour exprimer des rapports multipliés. L'arbre, en effet, est projeté sur un plan, et une branche ne se trouve jamais placée qu'entre deux autres, comme un nom dans une liste. Des points disposés dans l'espace, et liés par des lignes, et rapprochés ou éloignés suivant leurs degrés d'affinité, pourraient seuls exprimer les rapports si multipliés qui existent dans la nature. Cependant un plan

---

(1) Voyez *Dierbach,* Flora mythologica; 1833.

(2) *Bateman's* Hautkrankheiten mit Anmerkungen von *Kurt Sprengel ;* Halle, 1815.

offre encore un grand nombre de ressources : aussi le grand *Linnée*
avait-il exprimé, dans la phrase qui nous sert d'épigraphe, l'idée fé-
conde que les nombreux points de contact d'un territoire avec les ter -
ritoires voisins pouvaient seuls donner le moyen d'indiquer les nombreuses affinités des végétaux entre eux. Plusieurs botanistes, M. *de
Candolle* pour les légumineuses , M. *Dunal* pour les annonacées , ont
réalisé l'idée de *Linnée;* mais aucun ne l'a fait avec autant de succès
que M. *Adrien de Jussieu* pour le groupe des rutacées. Quiconque a
étudié les maladies de la peau a pu se convaincre que leurs affinités
mutuelles ne sont ni moins complexes ni moins réelles que celles des
plantes ; tout le monde a eu l'idée de genres ou d'espèces de transitions. Plusieurs des noms de *Willan,* où l'épithète rappelle un ordre
ou un genre voisin , tels que, eczéma *impetiginodes,* lichen *urticatus,*
erysipelas *bullosum,* érythema *papulatum,* prouvent qu'il avait reconnu
ces affinités. J'ai cherché à les rendre sensibles à l'œil au moyen d'une
carte , dont je vais tâcher de justifier l'arrangement.

Le polygone tracé sur notre carte renferme tous les genres de maladies de la peau que j'ai pu observer pendant un séjour de deux
ans à l'hôpital Saint-Louis, et qui sont généralement bien connues.
Je n'ai pas introduit les espèces exotiques , parce que les notions que
nous possédons sur elles ne sont pas encore assez précises : ainsi, on
ne trouvera sur cette carte que les espèces les mieux caractérisées, ou
celles qui servent de transition et déterminent les affinités. Ce polygone est étendu sur un plan; et cependant, comme les vésicules ont
des points de contact avec les squammes, et que le purpura se rapproche de l'*angiectasia capillaris*, on aurait une idée plus juste des
affinités, si ce polygone était disposé sur une sphère de manière à ce
que les points indiqués se touchassent : c'est ce que nous avons cherché à faire sentir, en transportant dans le voisinage des squames un
calque de l'angle externe des vésicules. Cela posé, les lignes les plus
fortes ou du premier ordre indiquent les grandes divisions , telles que
exanthemata , vesiculæ, pustula , tubercula et papulæ ; les lignes
moins fortes, ou du second ordre, circonscrivent des subdivisions

des premières, telles que bullæ, phlysacia, psydracia, squamæ, etc.; enfin les lignes du troisième ordre, telles que celle qui va de lichen à L. agrius, joignent le genre à ses espèces et déterminent sa position. Les lignes ponctuées, comme celle qui lie variola, vaccina et varicella, indiquent, comme les routes sur une carte géographique, les rapports qui existent entre les genres ou les espèces appartenant à des sections différentes. Les maladies dont les noms sont soulignés sont contagieuses par inoculation directe. Le point de doute, après un nom de genre, veut dire qu'il n'est pas bien certain que ce genre occupe sa véritable place. Autour du polygone sont inscrites soit les fonctions, soit les maladies autres que celles de la peau qui ont quelque analogie avec elles, quelquefois aussi un rapport commun, tel que celui-ci, *inflammatione mucosarum complicatæ* (rapport indiqué par des lignes à petits traits qui convergent vers un même point), ou une dénomination générale, telle que *tineæ*. *La longueur relative* de la ligne *commune* qui sépare deux divisions indique leur degré d'affinité, et le rapprochement ou l'éloignement de cette ligne frontière marquera les rapports des espèces ou des genres d'une division avec la division voisine. Les genres ou les espèces placés très-près de la limite servent de transition d'un ordre à l'autre ; ex. : lichen agrius, erysipelas bullosum, sycosis, rypia, etc.

Si nous jetons un coup d'œil général sur la carte, nous voyons que les exanthèmes et les papules ont des points de contact avec toutes les autres maladies de la peau ; et, en effet, on peut dire d'une manière générale que l'exanthème ou la papule sont le point de départ de chacune d'elles ; aussi, en prolongeant idéalement la ligne qui les sépare, le polygone se trouvera partagé en deux moitiés à peu près égales : l'une renfermera les vésicules et les bulles, véritables produits des exanthèmes ou de l'inflammation ; l'autre, les tubercules et les squames, qui ont une papule pour origine commune. Les pustules servent de transition entre ces deux grands embranchemens, et l'on peut établir cette proposition : *que toutes les maladies cutanées proprement dites ne sont que les développemens d'un exanthème ou d'une papule, pris séparément ou combinés ensemble.* C'est cette idée qu'exprime la forme du tableau où les papules et les exanthèmes sont placés au sommet du polygone , qu'ils out généré. Passons à l'examen des ordres en particulier.

Les exanthèmes ont une ligne commune avec les papules : cette ligne est très-étendue ; et en effet, la plupart des exanthèmes sont accompagnés d'une légère saillie papuleuse. L'*urticaria* et l'*erythema papulatum* forment ici les transitions les plus évidentes ; la *scarlatine* et la *rougeole* sont rapprochées l'une de l'autre , à cause de leur analogie. Un même triangle les réunit avec la *miliaire,* qui fait partie de l'ordre des vésicules, parce que ces trois maladies ont cela de commun entre elles et avec la variole, qu'elles sont toujours accompagnées de l'inflammation des muqueuses, dont elles ne sont peut-être qu'un effet secondaire. L'*erysipèle* est placé dans le voisinage , car il se complique quelquefois de symptômes gastriques ; mais lorsqu'il se couvre de bulles , alors il établit, par l'*E. bullasum,* le passage des exanthèmes aux bulles. Le *purpura*, qui est une maladie du système capillaire, se rapproche plutôt des exanthèmes que de toute autre classe. Dans un cas , j'ai vu chacun des petits épanchemens donner lieu à un inflammation , suivie bientôt de la formation d'une vésicule séro-purulente.

Les vésicules. Sous cette grande dénomination nous renfermons à la fois les vésicules proprement dites, et les bulles, qui ne sont que de grosses vésicules. On trouve entre la plus grosse bulle et la plus petite vésicule tous les degrés intermédiaires. Les formes de transition sont l'*herpes phlyctenodes ,* la *varicelle* et le *zona* , que M. *Rayer* avait même placé dans les bulles. L'*eczema solare* sert de lien entre les vésicules et les exanthèmes proprement dits ; l'*eczema rubrum* se rapproche de la miliaire. Les vésicules touchent, d'un côté, à une fonction normale, qui est la sécrétion de la sérosité ; et, de l'autre, à la sécrétion séro-purulente , qui est une fonction morbide. L'*eczéma chronique* et l'*eczéma impétiginodes* sont placés dans le triangle qui correspond à cette

(33)

rés (l'ergot produit l'ergotisme, et les autres mauvais grains, mêlés avec des semences du raphanistum, produisent le raphania, une sorte des convulsions épidémiques observées en 1734 en Allemagne, et en 1596 en Suède).

L'urine subit les plus profondes modifications par les alimens qui contiennent beaucoup d'acide oxalique, lequel enlève la chaux aux autres principes, et forme de l'oxalate de chaux, véritable calcul. Les alimens azotés augmentent l'acide urique, donnent lieu à la gravelle, que la diète végétale peut aussi faire disparaître. La sécrétion de la bile sera aussi modifiée par certains alimens, d'où les calculs biliaires chez les bœufs qui vivent dans certains pâturages. La sécrétion du lait se modifie aussi ; ainsi les nourrices qui usent beaucoup d'acide donnent bientôt la diarrhée à leur nourrisson.

Influence des boissons. Les boissons peuvent nuire par leur nature, par excès ou par défaut. Ainsi l'ingestion d'eau en trop grande quantité peut produire une anasarque. La privation de ce liquide peut produire la fièvre ataxique, et il suffit, d'après l'expérience de M. *Magendie,* d'introduire dans les veines ce même liquide pour calmer le délire dans la fièvre ataxique. Dans l'hydrophobie, l'eau introduite calme les symptômes, sans guérir cependant l'hydrophobie. Les boissons fermentées agissent sur l'estomac en l'irritant, si l'alcool était en trop grande quantité ; elles agissent sur le foie par absorption : ainsi les ivrognes contractent la scyrrhose, qui produit l'hydropisie ; elles agissent sur les reins, et augmentent la quantité des urines ; elles agissent directement sur le cerveau par l'absorption, car on a trouvé l'odeur de l'alcool dans les ventricules du cerveau ; mais, quelque temps après, le cerveau est excité de telle manière que ses fonctions se dérangent, et il survient le délirium tremens potatorum, et, si l'on prive les ivrognes de leur habitude, il se développe comme une encéphalite singulière, qui ne se guérit que par le retour à l'usage des boissons spiritueuses.

5

Influence des poisons. Il en est qui agissent sur le point où ils ont été déposés, d'autres qui agissent sur ce point et sur d'autres, où leurs molécules ont été transportées par voie d'absorption ; il en est d'autres enfin qui n'agissent pas sur le point déposé, mais sur d'autres par absorption. Ils peuvent produire de graves accidens, qui peuvent devenir plus ou moins généraux.

Le système nerveux, parmi les hommes réunis en société, est le porteur des épidémies, et on ne peut nier l'influence du moral des hommes dans le développement et la propagation des épidémies. On sait, par exemple, combien est grande cette influence dans les maladies épidémiques des armées; ainsi une heureuse activité du moral des troupes victorieuses semble repousser toutes les atteintes portées sur l'homme physique, tandis qu'un état déplorable d'une armée vaincue laisse l'épidémie exercer les plus horribles ravages. On a vu des névroses épidémiqu s, qui se sont développées sous l'influence d'une grande terreur, qui frappait à la fois une nation entière.

Quelquefois des névroses épidémiques se propagent par imitation (des épidémies d'hystérie, d'épilepsie, de chorée, des monomanies d'homicide ou de suicide).

La thérapeutique. La prophylactique relative aux épidémies a deux choses pour objet : de trouver les moyens de s'opposer au développement de leur cause dans l'air, et d'empêcher que la cause, une fois mise en jeu, n'agisse sur notre économie. La destruction des causes offre le p int le plus important de la médecine publique. C'est ici que le médecin doit porter un regard scrutateur sur toute la nature; il doit étudier les eaux, le sol, l'air, les alimens, les formes administratives du gouvernement et même le moral des peuples; c'est à la sagacité du médecin de saisir les causes le plus souvent très-obscures. La méthode hygiénique peut servir de guide à l'homme de l'art dans l'examen de tout ce qui l'environne. L'air sera soumis aux expériences, pour reconnaître ses proportions physiques et sa composition intime. Les observations météorologiques devront être étudiées aussi avec soin. Il faut visiter tous les lieux de la ville, ses environs, car rien ne peut remplacer dans ce cas le coup-d'œil d'un médecin expérimenté. Le médecin doit faire connaître les causes; mais leur destruction appartient souvent à l'administration publique. Le premier secours à donner sera la purification et le renouvellement de l'air, car trop souvent, dans les grandes villes, l'air n'est point par sa quantité en rapport avec le nombre des habitans. Cette pénurie de l'aliment indispensable à la vie modifie l'organisation, et devient à la longue une cause des maladies générales. L isolement convenable peut être très-utile, même devient indispensable si l'épidémie devient contagieuse : il peut mettre seul obstacle à la propagation de l'épidémie; mais il est du devoir du médecin d'habituer le peuple à cette sage mesure, car en général elle porte la terreur. Les individus faibles doivent être fortifiés, autant que possible, par les moyens les plus convenables; car l'épidémie, qui dès le début attaque souvent les sujets les lus robustes, dans sa marche ultérieure elle sévit le plus souvent sur les sujets affaiblis. Les soins de la propreté indiqués dans l'hygiène doivent être mis en usage. Les alimens doivent être sains et substantiels, et c'est ici que le gouvernement doit venir au secours des hommes de l'art pour les pauvres. L'activité modérée du corps est utile. Il faut prendre en considération l'état moral du peuple. «La médecine enorgueillie peut montrer ici jusqu'où s'étend son empire; il faut que ses ministres, au milieu de la douleur et de l'accablement général, sachent se montrer dignes de l'estime que leur ont déjà conquise leurs honorables fonctions. Leur courage et leur succès relèvent l'espérance du peuple, qui, dans ces tristes jours, tend les mains vers eux seuls. Le digne chef de la médecine française militaire, le professeur *Des Genettes*, a montré près des Pyramides l'exemple à suivre; mais trop souvent les médecins rencontrent dans ces graves circonstances des difficultés presque insurmontables. Dans les épidémies contagieuses, par exemple, ils doivent signaler le danger, et constamment la terreur l'augmente. Ils doivent braver à chaque instant la mort, et leur perte aggrave la calamité générale. Trop souvent on est sourd à leur voix;

le danger est méconnu ; les moyens qu'ils proposent sont repoussés, ou manquent leur but par la lenteur qu'on apporte à les mettre en usage. En général, l'autorité manque de lumières, et les médecins d'autorité : dans ces cas, pour que ceux-ci rendissent dans une épidémie les services qu'on attend de leur art, il faudrait qu'ils fussent investis autant de la force du gouvernement que de la confiance des citoyens ; qu'ils pussent agir sur tout le peuple comme ils feraient dans une seule famille. A quoi servira le secours des médicamens les plus précieux? A quoi serviront même les cures individuelles, s'il ne nous est pas permis de diriger nos efforts contre la cause générale du mal, ou d'appliquer une barrière conservatrice entre les hommes encore sains et ceux qui vont succomber? L'isolement des premiers malades, quelque cher qu'il puisse être; l'abandon d'une ville, sa destruction même, sont pour une grande population ce que l'amputation d'un membre gangréneux est pour l'individu. Il faut, dans une calamité publique, que la philanthropie, embrassant une vaste étendue, sache immoler toutes les considérations, toutes les douleurs particulières à l'intérêt général. » (*Ferrus.*)

Il faut souvent, pendant une épidémie, établir le traitement moins d'après l'observation de chaque cas particulier, que d'après la marche et la physionomie générale de l'épidémie, considérée à ses différentes époques dans l'ensemble des individus qu'elle a frappés.

FIN.

phatiques, et de la graisse sous-cutanée, d'après les recherches de
·M. *Alard*, de M. *Bouillaud* et de quelques autres médecins.

PROPOSITIONS.

I.

Dans l'état actuel de nos connaissances en chimie, en matière médicale, en physiologie, en pathologie, en symptomalogie, la thérapeutique ne saurait s'élever au rang d'une *science rationnelle*.

II.

La méthode numérique, ainsi que la statistique, donne des résultats positifs à ceux qui ne négligent aucun des élémens d'un problème,
et qui concluent d'après des nombres très-grands.

III.

Il est plusieurs maladies de la peau qui guérissent lorsqu'elles sont
compliquées de variole ; tels sont le psoriasis et l'eczéma ; d'autres ré-
sistent : le lupus, par exemple ; dans les cas que j'ai observés, les
muqueuses ayant été très-peu affectées, je pense que l'action locale
de l'inflammation pustuleuse doit être considérée comme la cause
principale de la guérison.

IV.

Les syphilides peuvent survenir indistinctement après tous les accidens primitifs de l'infection vénérienne, que le malade ait pris du mercure ou qu'il n'en ait pas pris.

V.

Le système phrénologique de *Gall* et de *Spurzheim* renferme des vérités incontestables. Lui seul peut expliquer ces facultés qui rendent un homme supérieur à tous les autres dans une science ou dans un art, sans peine, sans effort, et quelquefois au sortir de l'enfance. Le travail le plus obstiné ne fera jamais un grand musicien, un grand peintre, un grand calculateur, de ceux que la nature n'a pas pourvus des organes nécessaires ; les hommes qui en sont doués à un degré éminent remplissent leur vocation en dépit des obstacles, et même en dépit de leur propre volonté.

VI.

Le caractère et l'intelligence sont la moyenne de tous les organes cérébraux agissant seuls ou réagissant les uns sur les autres.

FIN.

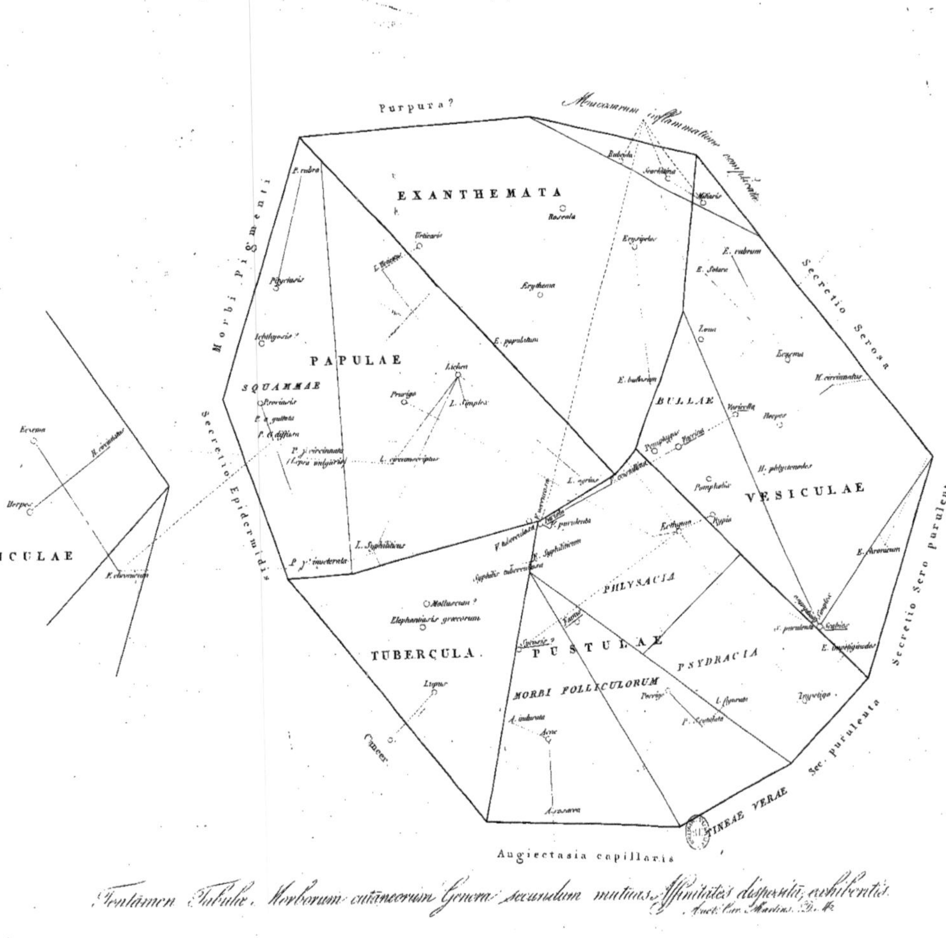

Tentamen Tabulae Morborum cutaneorum Genera secundum mutuas Affinitates dispositas exhibentis. Auct. Car. Martius. D. M.

9 782019 224493